DE LA

DIFFÉRENCE D'ACTION SUR L'ORGANISME

DES MÉDICAMENTS NATURELS

OU

ATTÉNUÉS PAR LES PROCÉDÉS DE L'HOMŒOPATHIE

PAR

LE DOCTEUR J. PERRY

PARIS
CHEZ J.-B. BAILLIÈRE
LIBRAIRE DE L'ACADÉMIE IMPÉRIALE DE MÉDECINE
RUE HAUTEFEUILLE, 19
A LONDRES, CHEZ H. BAILLIÈRE, 219, REGENT-STREET
A NEW-YORK, CHEZ H. BAILLIÈRE, 290 BROADWAY
A MADRID, CHEZ BAILLY-BAILLIÈRE, 11, CALLE DEL PRINCIPE

1856

DE LA

DIFFÉRENCE D'ACTION SUR L'ORGANISME

DES MÉDICAMENTS NATURELS

OU

ATTÉNUÉS PAR LES PROCÉDÉS DE L'HOMŒOPATHIE

« Les médicaments, lorsqu'ils ont été atténués par les pro-
« cédés de l'homœopathie, ont-ils sur l'organisme une action
« différente de celle qu'ils exercent à l'état naturel? »

« En quoi consiste cette différence, et quelles sont les consé-
« quences qui en découlent pour la thérapeutique? »

Telles sont les questions, messieurs, que nous nous proposons d'examiner devant vous. Elles se rattachent trop directement à la pratique et ont exercé déjà sur elle une influence trop manifeste pour qu'il n'importe pas de les étudier de nouveau et de chercher, s'il est possible, une solution qui concilie les opinions extrêmes auxquelles elles ont donné lieu.

Si nous ne parlions devant un public composé surtout de médecins homœopathes, nous aurions, avant de poser ces questions, à en résoudre préalablement une autre : les médicaments atténués ont-ils une action appréciable sur l'organisme? Mais nous n'avons point ici à apporter des preuves en faveur d'un fait qui est désormais acquis à la science, et dont l'évidence n'échappe qu'à ceux qui n'ont point encore voulu prendre la peine de l'observer.

Les médicaments atténués par les procédés de l'homœopathie ont donc une action incontestable sur l'organisme; mais cette action est-elle plus faible ou plus énergique que celle des mêmes médicaments administrés à l'état naturel, c'est-à-dire sous les formes et aux doses usitées dans l'ancienne médecine? Tel est le débat qui depuis cinquante ans bientôt s'agite entre les médecins homœopathes sans qu'ils aient pu arriver à se mettre d'accord les uns avec les autres, ni souvent avec eux-mêmes. Et il est résulté nécessairement de cette divergence d'opinions deux tendances opposées dans la pratique, l'une ramenant à l'emploi des basses dilutions et même des teintures mères les homœopathes qui ne voyaient dans les atténuations qu'un moyen d'affaiblir les médicaments; l'autre poussant à élever de plus en plus les dilutions ceux des homœopathes qui espéraient par là accroître l'énergie de leurs prépations. Dans ces termes, les premiers seuls paraissaient conséquents avec eux-mêmes, tandis que les seconds tombaient dans cette étrange contradiction d'atténuer leurs médicaments pour en éviter l'excès de force et à la fois pour en développer toute la force.

Cette contradiction, nous la retrouvons presque à chaque page des écrits de notre illustre maître, et chez tous ceux des homœopathes qui ont abordé cette question; c'est comme un cercle vicieux dans lequel nos meilleurs esprits tournent et s'agitent sans en pouvoir sortir. Preuve évidente que sous les expressions dont ils se servent pour caractériser les faits se cache un autre fait essentiel qui leur échappe ou plutôt qu'ils entrevoient, mais sans le définir assez nettement. Et en effet, messieurs, en écoutant avec attention les citations qui vont suivre, vous allez l'apercevoir confusément d'abord, puis de plus en plus nettement, et il ne nous restera que peu à faire pour le dégager entièrement des obscurités dont il est demeuré enveloppé jusqu'ici.

Écoutons d'abord Hahnemann et suivons-le dans les diverses interprétations qu'il a données au phénomène qu'il appelle la *dynamisation des médicaments*.

Dans les *Prolégomènes de la matière médicale pure*, t. I, p. 77, nous lisons : « Ce n'est pas seulement l'égale diffusion de la goutte médicamenteuse dans une grande quantité de liquide non médicamenteux qui rend les dilutions propres aux usages de l'homœopathie. Le frottement ou les secousses déterminent dans le mélange un changement d'une incroyable portée, et *tellement salutaire* au delà de tout ce qu'on peut imaginer, que le développement *et l'exaltation de la vertu dynamique* des médicaments, qui en est la conséquence, mérite d'être mis au nombre des plus grandes découvertes de notre époque.

« Jusqu'ici on n'avait fait que soupçonner, d'après quelques faits, le changement physique et le développement d'énergie que le frottement produit dans la matière; mais on ne se doutait même pas des effets surprenants qui pouvaient résulter de l'application de la même méthode à l'exaltation des *vertus dynamiques* dont jouissent les médicaments. . . . En effet, le frottement exerce une influence si puissante, que non-seulement il développe les forces physiques internes des corps de la nature, comme le calorique, l'odeur, etc., mais encore, ce qu'on avait ignoré jusqu'à présent, *il exalte à un point étonnant la puissance médicale* des substances naturelles. »

Un peu plus loin il dit : « Les substances médicinales ne sont pas des matières mortes dans le sens vulgaire qu'on attache à ce mot. Leur véritable essence est dynamique au contraire : c'est *une force pure*, que le frottement exercé à la manière homœopathique *peut exalter jusqu'à l'infini*. Cela est si vrai, qu'il faut bien se garder de trop exalter les vertus des médicaments, parce qu'une goutte de *drosera* au 30e degré de dilution, à chacun desquels on a imprimé vingt secousses, *met en danger la vie d'un enfant atteint de coqueluche à qui on la fait prendre;* tandis que, quand on a secoué deux fois seulement chaque flacon, il suffit d'une dragée de la grosseur d'un grain de pavot qu'on en imbibe pour procurer une guérison prompte et facile. »

Dans la note, à la page 289 de l'*Organon*, cinquième édition, Hahnemann reproduit la même idée en ces termes : « Lors donc qu'on procède à la dilution des substances médicinales, on fait bien de ne donner que deux secousses à chacun des vingt ou trente flacons successifs, *quand on ne veut en développer que modérément la puissance active*. Il sera bon aussi, en étendant les poudres, de ne pas trop insister sur le broiement dans le mortier, *afin que le développement de la force du remède n'aille pas au delà de toutes bornes.* »

Et dans la note à la page 278 de l'*Organon*, il dit encore : « Me fondant sur des expériences multipliées et des observations exactes, et voulant fixer un terme précis et moyen au développement de la vertu des médicaments liquides, j'en suis venu à prescrire de ne donner que deux secousses à chaque flacon, au lieu qu'autrefois j'en imprimais davantage, ce qui développait *trop la puissance des remèdes*. Il y a des homœopathes qui transportent avec eux les médicaments homœopathiques sous forme liquide dans le cours de leurs visites, et qui prétendent *que les vertus n'acquièrent point par là d'exaltation avec le temps*. Soutenir une pareille thèse, c'est prouver qu'on ne possède point un esprit d'observation bien rigoureux. J'ai dissous un grain de *natrum* dans quinze grammes d'eau mêlée avec un peu d'alcool, et pendant une demi-heure j'ai secoué sans interruption le flacon rempli aux deux tiers qui contenait la liqueur. *J'ai trouvé ensuite que celle-ci égalait la 30e dilution en énergie.* »

Dans les citations qui précèdent, nous voyons Hahnemann, préoccupé des développements de *force*, de *vertus dynamiques*, de *puissance active* des médicaments qui résultent de ses procédés d'atténuation, faire jouer dans ce développement le rôle principal au frottement, et mettre en garde ses disciples contre l'*excès d'énergie* qui en peut résulter pour les préparations homœopathiques. Mais dans le cours de sa *Matière médicale pure*, à propos du plus grand nombre des médicaments, nous allons le voir exprimer une opinion qui semble diamétralement opposée à la précédente.

Ainsi, au sujet de *ipécacuana*, il s'exprime ainsi (t. II) : « Dans tous les cas où il s'agit d'administrer homœopathiquement l'*ipeca.*, de très-petites doses suffisent. Jusqu'à présent j'ai donné la teinture étendue à la dose d'une goutte contenant un millionième de grain de la vertu de la racine (3e dilution), et les effets *souvent par trop forts* de cette dose m'ont prouvé qu'il y avait beaucoup de cas où on devait l'*atténuer encore davantage.* »

A l'article *Manganum acet.* (t. I, p. 490) : « On continue, dit-il, la dilution jusqu'à ce qu'on ait obtenu un *dicellio-*

nième applicable aux usages de l'homœopathie; c'est de celle-là que je me suis servi dans ces derniers temps. *Elle se trouverait trop forte* encore dans la plupart des cas, si on ne la donnait à la dose d'une très-petite parcelle de goutte. »

Le *quinquina*, il conseille de l'élever au-dessus de la 1re dilution qu'il trouve *encore trop forte;* la *ruta* au-dessus de la 3e; l'*oleander* au-dessus de la 6e; la *spigelia* au-dessus de la 30e, etc., toujours parce que dans ces dilutions basses, moyennes ou hautes, l'*énergie du médicament est encore trop grande*, et qu'il faut l'*affaiblir* en l'atténuant davantage.

Ainsi Hahnemann conseille d'employer, pour diminuer l'énergie des médicaments, précisément le moyen qu'il a proclamé tout à l'heure être le plus capable *de la développer à un degré surprenant*, *au delà de toutes bornes, et même à ce point qu'elle peut mettre alors en danger la vie de certains malades.* Ce changement d'une *incroyable portée et tellement salutaire* que produit le frottement, *cette exaltation de la vertu dynamique* des médicaments, qu'il considère à juste titre comme un fait si important, il la recherche là et ici il l'évite, il la désire et il la redoute tour à tour (1).

Mais avant de montrer le lien qui unit, en les conciliant, ces deux idées, et qui sauve la grande intelligence de Hahnemann du reproche d'inconséquence, poursuivons la même recherche dans les écrits des principaux homœopathes, et nous allons les voir, suivant le point de vue auquel ils se seront placés, soutenir tantôt l'une, tantôt l'autre de ces affirmations opposées, quelquefois même l'une et l'autre successivement.

Hartmann (*Allgem, homœop.*, *Zeit*) n'admet pas la *dynamisation;* pour lui, il n'y a dans les dilutions qu'un phénomène d'atténuation et *de diminution de force.*

(1) Dans les dernières années de sa vie, Hahnemann paraissait avoir reconnu que le frottement et les secousses ne développaient pas autant qu'il l'avait supposé dans le principe l'énergie des médicaments, car il faisait imprimer cent secousses à chaque dilution, et à nous-même il recommanda, pour la préparation du *sapo* et de l'*orpiment*, de donner deux cents secousses par flacon. Toutefois, sans avoir déterminé bien clairement le rôle que jouait le frottement, il le considéra toujours comme essentiel, ainsi qu'on peut le voir encore dans la préface de la nouvelle édition du *Traité des maladies chroniques*. (J. P.)

Griesselich (*Manuel de médecine homœop.*, p. 292) n'admet pas non plus la *dynamisation* des médicaments par les dilutions; il considère, au contraire, l'énergie du médicament comme devant *nécessairement décroître en proportion de la diminution de la masse.*

Rau, Trinks, Wolf, Fiélitz, Œgidi, etc., nient également que les vertus médicinales soient développées par les dilutions.

Hering, au contraire (*Archives de Stapf*, II, 15, cah. I), affirme que l'énergie des médicaments est en raison inverse du volume de la substance, et que par conséquent il faut restreindre le nombre des secousses et la dynamisation qui en résulte pour ne pas produire *des effets trop violents.*

Rummel, dans le deuxième cahier du t. VII des *Archives*, exprime l'opinion que les secousses *exaltent la puissance dynamique* des médicaments. Mais plus tard, dans l'*Allgem. Zeit*, t. XXVIII, p. 262, il nie la dynamisation et invoque les faits de la nature dans lesquels nous ne trouvons, dit-il, aucun exemple de dynamisation produite par le frottement et les secousses.

Gross est un de ceux qui nous offrent l'exemple des plus frappantes tergiversations en présence des résultats presque inconciliables de l'atténuation homœopathique. D'abord partisan de la théorie de la dynamisation, il alla jusqu'à conseiller de se tenir en garde contre les médicaments dispensés par les pharmaciens, car ceux-ci, *par le déplacement fréquent des flacons, dynamisaient*, selon lui, *les préparations.* Il a vu ainsi les dernières dynamisations acquérir une telle énergie, qu'aucun malade n'en pouvait plus supporter le plus petit globule.

Longtemps après, Gross, passant d'un extrême à un autre, prétendit que la théorie de la dynamisation telle que Hahnemann l'avait enseignée n'était d'aucune valeur, et on le vit se ranger à l'opinion d'un médecin qui avait contesté que les médicaments liquides pussent être dynamisés, comme Hahneman l'avait avancé, par le seul fait d'être portés dans la poche. Et enfin, vers le terme de sa carrière, il soutint de nouveau la dynamisation, et fut le partisan des hautes atténuations de Jœnichen.

Le docteur Jahr a essayé, lui aussi, dans sa nouvelle *Pharmacopée* (1841), de résoudre le difficile problème, et, malgré toute la finesse de son intelligence et ses ingénieuses hypothèses, il n'a pu éviter l'écueil contre lequel tant d'autres avaient donné avant lui.

A la page 29 il s'exprime ainsi : « Quelque absurdes que puissent paraître, au premier aspect, ces atténuations infinitésimales, il n'en est pas moins vrai que, même la 30e, loin d'avoir perdu toute efficacité, se montre souvent encore *trop énergique*, et le docteur Korsakow, de Saint-Pétersbourg, qui a poussé les atténuations jusqu'à la 1500e, a constaté le même fait encore dans cette dernière. . . . . De manière qu'on est fondé à croire que le mode de préparation adopté par Hahnemann contribue *plutôt à développer qu'à affaiblir la vertu des médicaments*, ou du moins à les rendre plus aptes à exercer, aux doses les plus petites, leur influence sur l'organisme. »

Mais à l'alinéa suivant il ajoute : « Si le principe posé par Hahnemann (celui du développement d énergie des médicaments par les atténuations) était conforme à l'expérience, il en résulterait que d'une substance, par exemple, dont un grain suffit pour donner la mort, la même dose à la 30e atténuation devrait produire cet effet d'une manière beaucoup plus certaine, ce qui cependant n'a pas lieu. Mais lors même qu'on ne voudrait étendre ce principe qu'aux substances qui ne développent leur vertu qu'à force d'être atténuées, il est également contraire à toutes les observations que la 30e atténuation, par exemple, de ces substances ait une action absolument plus énergique que la 6e, la 12e, la 15e, etc. A juger, au contraire, d'après les expériences faites par divers homœopathes, les différences d'énergie entre les atténuations d'un médicament sont si petites, que, jusqu'ici, on *n'a pu même décider avec certitude si ce sont les premières ou les dernières atténuations qui déploient une plus forte action.* »

Pour sortir de cette difficulté, le docteur Jahr a admis avec Hahnemann et avec Doppler que les atténuations produisent dans les médicaments une augmentation considérable de surface qui leur permet d'entrer en contact avec l'organisme par une infinité de points. Mais reculant devant la conclusion logique de cette hypothèse, qui devrait être une augmentation proportionnelle d'énergie du médicament, il admet que tout ce développement de surface *n'est pas utilisé*, et qu'ainsi s'explique pourquoi deux, quatre globules, et même une goutte entière d'une atténuation, paraissent souvent ne produire guère plus d'effet qu'une seule cuillerée de la solution d'un globule dans huit cuillerées d'eau.

Il avait dit, deux pages auparavant, que la surface totale acquise par un seul globule de la 30ᵉ dilution est tellement vaste que, *si le temps ne lui vient point en aide*, elle ne trouvera jamais assez d'espace dans les organes pour se développer de manière que chacune de son infinité de molécules puisse entrer en action.

Qu'on se garde de sourire et d'accuser d'aveuglement tant d'hommes de mérite, lorsqu'ils tombent dans de telles subtilités et dans des contradictions si évidentes. Il est aisé d'en être frappé quand leurs conclusions sont ainsi rapprochées; mais aussitôt qu'on observe soi-même les phénomènes qu'ils ont cherché à interpréter, on aperçoit comme eux un double effet qui conduit aux mêmes affirmations contraires. Et ces affirmations, on les rencontrera invariablement tant qu'on persistera à poser la question comme elle l'a été jusqu'à ce jour, et que l'on ne voudra mettre enprésence que ces deux termes inconciliables, *augmentation* et *diminution de force*. Mais il en est un troisième qui, nous l'avons dit, a été plutôt pressenti que compris par Hahnemann, et que nous voyons de plus en plus nettement distingué et formulé à mesure que nous avançons vers l'époque actuelle.

Nous trouvons dans l'*Organon* les deux passages suivants: le premier à la note du paragraphe 287 : « Plus on porte loin la dilution, dit Hahnemann, en ayant soin de lui imprimer chaque fois deux secousses, plus l'*action médicinale* que la préparation exerce sur la force vitale et l'état du sujet paraît acquérir de rapidité et devenir pénétrante.»

Le deuxième passage est celui-ci, au paragraphe 269 de l'*Organon* : « Par un procédé qui lui est propre, la médecine homœopathique développe tellement *les vertus médicinales dynamiques* des substances grossières, qu'elle procure une action des plus pénétrantes à toutes, même à celles qui, avant d'être traitées ainsi, n'exerceraient pas la moindre influence médicamenteuse sur le corps de l'homme. »

Et enfin, devenant encore plus précis dans la nouvelle édition des *Maladies chroniques* (t. Ier, p. 201), il dit : « L'homœopathie sait non-seulement rendre plus douces dans leur action les substances qui ont naturellement des effets trop violents ; mais encore elle sait leur faire déployer *des vertus curatives* jusqu'alors inconnues. »

Doppler (*Manuel de Griesslich*, p. 274), après avoir établi que la trituration étend la surface active des médicaments, et que par là, loin d'anéantir les substances, elle en développe, au contraire, à un haut degré les *vertus latentes*, admet comme conséquence que les effets accessoires des médicaments ainsi atténués sont presque nuls sur l'organisme, et que ce sont les *effets curatifs* qui se font sentir.

Trinks (*Allgem. hom. Zeit.*, t. VI, n° 3) pense, lui aussi, que la *vertu curative* d'un médicament est simplement dégagée par la préparation homœopathique.

Kœmpfer (dans le même journal, t. XXVIII, p. 262) est d'opinion que, malgré leur diminution d'énergie, la plupart des dilutions exercent sur l'organisme une action plus prompte, plus subtile et plus pénétrante, et développent toutes leurs *vertus latentes* d'une manière plus complète.

Nous retrouvons le même aperçu dans le passage suivant de la *Pharmacopée* du docteur Jahr : « C'est ce qui explique comment un seul procédé (celui des atténuations) peut en même temps diminuer l'énergie des doses et en augmenter *les ressources.* »

Le docteur Teste, dans son *Traité des Maladies des enfants*, abonde dans le même sens. Pour lui, la dynamisation consiste dans une série d'opérations dont le double objet est de réduire presque à l'infini les doses des médicaments, et d'augmenter *l'action thérapeutique inhérente à leurs molécules.*

Enfin, dans un récent et remarquable travail, le docteur

Tessier (*Art médical*, t. II, p. 87), répondant à ceux qui voient une contradiction dans la prétention qu'aurait l'homœopathie de rendre les médicaments à la fois plus actifs et plus doux, s'exprime en ces termes : « Chose remarquable ! à mesure que la quantité de la substance diminuait, *sa vertu curative* paraissait augmenter ; la guérison s'obtenait plus doucement (avec moins d'aggravation), plus promptement après une aggravation moins longue ; enfin cette guérison ou l'amélioration durait plus longtemps. La substance divisée était donc *atténuée quant à ses phénomènes d'aggravation*, en même temps qu'elle était rendue *plus puissante en vertu curative*.»

Voilà donc le nouveau point de vue qui surgit d'abord assez confusément dans les œuvres de Hahnemann, puis se précise plus nettement à mesure que les faits sont soumis à une critique plus rigoureuse. Il ne s'agit plus du développement de la *force*, de l'*énergie d'action* des médicaments, considéré d'une manière générale, mais du développement des *ressources*, des *vertus latentes*, *curatives*, enfin de l'*action thérapeutique* qui est inhérente à chacun d'eux. Première vérité que tous nous reconnaissons et acceptons.

Mais est-il également vrai que cette vertu curative, cette force thérapeutique, devienne toujours plus puissante dans les atténuations qu'elle ne l'est dans les substances à l'état naturel? Et, sans nous écarter du point de vue homœopathique, est-il vrai de dire que le quinquina administré en vue de combattre les fièvres paludéennes ou la périodicité dans certaines affections dont le type intermittent est le caractère essentiel et prédominant ; que le colchique employé contre les accès de goutte ; le mercure contre la syphilis ; l'iodure de potassium contre les accidents secondaires ou tertiaires de celle-ci ; le soufre contre la gale ; l'opium contre le delirium tremens ; le camphre contre l'invasion de certaines formes du choléra ; est-il vrai, disons-nous, que ces médicaments aient alors une efficacité plus grande et plus constante aux doses atténuées qu'à l'état brut et aux doses plus ou moins massives? L'expérience est là pour répondre négativement.

Et réciproquement, lorsqu'on aura en vue de combattre, non

plus certains états pathologiques dans ce qui les caractérise de la manière la plus constante et la plus générale, mais dans les symptômes variables, particuliers, qui les individualisent chez chaque sujet, les médicaments bruts déploieront-ils plus d'efficacité que les atténuations homœopathiques? Non, certes, et d'innombrables faits l'attestent pour nous chaque jour.

Il y a donc pour cette force *curative* des médicaments deux sortes d'actions bien distinctes : l'une directe, élective, presque certaine, qui ressort de la tendance qu'ont les médicaments naturels à produire sur l'organisme un nombre limité d'effets immédiats, spéciaux, constants, par lesquels s'établissent leurs caractères spécifiques ; l'autre action indirecte, générale, subordonnée aux prédispositions individuelles, et qui ressort de la propriété qu'ont les médicaments atténués de développer une série d'effets successifs, intimes, nuancés à l'infini, qui caractérisent la lente mais profonde impression qu'ils produisent sur les organismes aptes à les ressentir.

La première de ces deux actions est, pour ainsi dire, *absolue* ou *presque absolue ;* la seconde est toujours *relative,* et, s'il nous était permis de nous servir d'une comparaison propre à faire mieux saisir la différence qui les sépare, nous dirions que la première ressemble à une action purement physique, la seconde à une action plutôt morale. Qu'un homme, par exemple, ait à en éloigner un autre de lui ; si c'est par la violence, il n'aura besoin que de la force musculaire nécessaire pour le repousser ; cette force agira de même sur tout individu dans ces mêmes conditions; elle aura une action *absolue.* Si c'est la persuasion, au contraire, qu'il veut employer, on voit aussitôt comme ses paroles devront être appropriées et au caractère de l'individu et à la disposition actuelle de son esprit, et combien aussi elles devront varier suivant les sujets ; cette force ne sera plus *absolue* comme la précédente, elle sera toute *relative.* Laquelle de ces deux forces est la plus grande? Ni l'une ni l'autre, assurément ; elles sont seulement différentes, et leur valeur comparative est tout entière dans l'application qu'on en veut faire.

De même, il est inexact de prétendre que l'action curative

des doses atténuées soit plus grande que celle des doses massives. Ces deux actions sur l'organisme sont différentes, elles répondent à des indications qui ne sont pas les mêmes, et il ne saurait être indifférent de remplacer l'une par l'autre. Aussi est-il regrettable de voir la plupart des homœopathes, par suite d'idées préconçues, rechercher exclusivement l'une ou l'autre de ces deux actions thérapeutiques. Tant que ce choix a été basé sur une fausse interprétation du phénomène de la dynamisation, il trouvait dans cette erreur même sa justification. Mais, si les considérations que nous avons l'honneur de vous soumettre, messieurs, amenaient les médecins homœopathes à envisager les faits comme nous venons de le faire, les partisans systématiques des basses atténuations se convaincraient qu'ils négligent dans les atténuations plus élevées un mode d'action et d'efficacité qu'ils ne trouveront jamais dans les médicaments plus ou moins bruts, tandis que les praticiens qui dédaignent, comme trop grossières, les teintures mères et les atténuations inférieures, apprécieraient mieux les services qu'ils en peuvent tirer.

Par là aussi on s'expliquerait mieux qu'on ne l'a fait jusqu'ici le rôle et l'utilité si généralement admise des basses dilutions dans les maladies aiguës. Les caractères spécifiques, en quelque sorte absolus, de celles-ci, ne réclament-ils pas évidemment les préparations dans lesquelles l'action thérapeutique est le plus élective et le plus absolue elle-même ?

Le développement de cette action thérapeutique que nous venons d'appeler *relative* n'est pas le seul phénomène qui se produise dans les atténuations homœopathiques. Et ce n'est pas non plus dans ce but, nous le savons, que Hahnemann les avait imaginées d'abord, mais uniquement pour diminuer l'énergie des substances plus ou moins toxiques qu'il mettait en usage. Ce résultat pourtant, il ne l'obtenait jamais assez à son gré, car, à mesure qu'il s'élevait dans l'échelle des atténuations, il rencontrait encore de ces aggravations qu'il aurait voulu éviter, et, après s'être arrêté à chaque nouvelle dilution comme à la seule assez douce, il ne tardait pas à la signaler comme encore trop forte. C'est dans cette poursuite des préparations idéales capables de guérir sans aggraver jamais que nous nous sommes élevés avec lui jusqu'aux centièmes dilutions, avec Korsakoff jusqu'aux 1,500es, avec Jœnichen jusqu'à des chiffres trop contestés pour qu'ils aient droit d'être donnés ici comme de véritables limites. Mais là encore nous avons rencontré ces effets d'aggravation, cette *force pathogénétique* que Jœnichen et Gross se flattaient d'avoir *domptée*, et nous avons pu voir la belladone produire encore, au delà de la 100e dilution, la dilatation des pupilles et la cécité complète, quoique passagère, le soufre des évacuations nombreuses dyssentériques, etc. Les phénomènes d'aggravation, la *force pathogénétique* des médicaments, ne disparaissent donc jamais complétement, si loin que l'on porte l'atténuation, si loin du moins que nous l'ayons portée jusqu'ici. Il est incontestable néanmoins qu'elle s'affaiblit considérablement dès les plus basses atténuations, et qu'à la première déjà les substances les plus énergiques ont généralement perdu leur puissance toxique.

Si maintenant, comme nous l'avons fait tout à l'heure pour la *force curative*, nous comparons cette *force pathogénétique* dans les médicaments naturels et dans ces mêmes médicaments atténués, nous ne pouvons nous empêcher de reconnaître qu'elle se montre elle aussi *absolue* dans les premiers, tandis qu'elle n'est que *relative* dans les seconds. Car, tandis que toute substance brute, à dose suffisante, produit presque nécessairement sur tout organisme vivant (1) les effets pathogénétiques qui lui sont propres, nous ne voyons plus ces effets se produire par les atténuations que sur des organismes doués d'une réceptivité toute particulière et exceptionnelle. Ainsi un certain nombre de centigrammes d'arsenic, de tartre stibié, de morphine, etc., ont des effets assez certains et assez constants pour qu'on puisse les dire absolus en comparaison de ceux qu'auraient ces mêmes substances dans des dilutions.

Les états morbides dans lesquels l'organisme résiste à cette action *pathogénétique absolue* et montre cette insensibilité re-

(1) Nous n'avons pas besoin de dire que nous ne parlons que des effets produits sur des organismes appartenant à une même espèce, et ici en particulier à la nôtre.

marquable que l'on a appelée *tolérance*, ces états sont des exceptions qui nous serviront tout à l'heure à mettre en évidence un autre côté de la question. A peine avons-nous besoin de dire que les substances inertes à l'état brut constituent de leur côté une autre exception qui ne contredit en rien ce que nous venons d'avancer, car, si par l'atténuation elles deviennent actives, elles ne le deviennent jamais plus que toute autre substance atténuée au même point, et la *silice*, le *lycopode*, le *charbon*, etc., bien qu'ils développent par la division et le frottement leurs forces curative et pathogénétique, ne les acquièrent jamais à un degré plus prononcé que toute autre substance naturellement active, telle que l'*arsenic*, la *bryone* ou la *noix vomique*. Nous sommes donc en droit de dire que la force *pathogénétique* et la force *curative* sont l'une et l'autre *absolues* dans les médicaments bruts ou à de basses atténuations, tandis qu'elles deviennent relatives à mesure que les atténuations s'élèvent.

Mais sommes-nous aussi bien fondés à séparer ces deux forces comme nous l'avons fait jusqu'ici dans cette analyse? Ne sont-elles pas uniquement les deux aspects d'une même force dont les effets sont inverses suivant les conditions dans lesquelles elle opère sur l'organisme? Telle est à la vérité la manière dont on a toujours envisagé les phénomènes d'aggravation et de guérison par les agents homœopathiques, et c'est là aussi que prennent leur source toutes les contradictions que nous vous avons rappelées tout à l'heure. Ces contradictions sont inévitables avec l'hypothèse d'une seule force à la fois pathogénétique et curative, elles disparaissent au contraire et les faits se trouvent éclairés d'un jour nouveau dès que l'on admet l'existence simultanée des deux forces contraires. Il est d'ailleurs impossible de ne pas en reconnaître l'existence, lorsque l'on considère que dans les atténuations successives la force *pathogénétique* des médicaments va toujours s'affaiblissant, sans changer de caractère, sans se modifier autrement que dans son degré d'énergie; tandis que la force *curative*, tout en perdant de son intensité immédiate, se modifie dans ses caractères, gagne dans un sens ce qu'elle perd dans l'autre, et, par ce développement nouveau, se prête aux merveilleux effets thérapeutiques dont la découverte restera un des plus beaux titres de gloire de notre maître.

Ces deux forces distinctes dont le raisonnement et l'observation nous démontrent l'existence dans les médicaments, et que nous retrouvons toujours, quoiqu'à des degrés divers, dans tous les corps susceptibles de modifier l'organisme, ces deux forces sont-elles liées l'une à l'autre, dépendantes l'une de l'autre et nécessairement corrélatives, ou bien sont-elles susceptibles de se séparer à ce point que l'une d'elles puisse subsister seule, l'autre ayant été anéantie? Voici ce que l'observation nous enseigne sur ce point : il y a des substances qui, à l'état naturel, manifestent une force curative très-grande et une force pathogénétique relativement très-faible; de ce nombre sont la plupart des eaux minérales, l'huile de foie de morue, le fer, le soufre, le charbon, etc., et une foule d'infusions, etc. Il y a au contraire des substances dont la force pathogénétique est énorme, et dont l'action curative est relativement faible; parmi celles-ci se rangent les poisons, qui, bien qu'on en puisse tirer des effets thérapeutiques très-importants, sont loin d'être homœopathiquement plus curatifs que certaines autres substances choisies parmi les plus inertes.

Nous rencontrons donc ces deux forces à des degrés très-différents dans le même corps, et quelquefois dans une proportion presque inverse, mais jamais nous ne les trouvons complétement isolées l'une de l'autre.

De ce que ces deux forces ne sont point proportionnelles, et que l'une ne donne point la mesure de l'autre, on se croira peut-être autorisé à en inférer que le point de vue auquel se place l'homœopathie est faux, puisqu'elle recherche les effets pathogénétiques des médicaments pour conclure de ceux-là à leurs effets curatifs ; mais, s'il est vrai que l'homœopathie déduise les seconds des premiers, il s'en faut bien qu'elle mesure le degré de vertu curative à l'énergie des propriétés pathogénétiques, puisqu'elle prétend tirer au moins autant de parti du *graphite*, de la *calcarea*, etc., que de l'*acide prussique* et du *venin des serpents*.

Distinctes et souvent inverses, la force *pathogénétique* et la force *curative* sont-elles de même nature, ou du moins se comportent-elles toutes deux de la même manière à l'égard de la substance du médicament? Cette question peut paraître indifférente, si ce n'est insoluble; toutefois nous ne pensons pas qu'elle soit sans importance, ni qu'elle échappe entièrement à toute démonstration. Nous ne sommes pas du reste les premiers qui l'ayons posée. Depuis Hahnemann, on n'a cessé de se préoccuper de connaître la nature intime du phénomène qui se produit dans l'atténuation des médicaments; la théorie de la dynamisation est née de cette recherche. Hahnemann admit qu'il se produisait une sorte de *spiritualisation* du médicament, et que la *puissance curative*, qu'il regardait comme une *force pure*, se dégageait de plus en plus de la matière du médicament. Beaucoup d'homœopathes, et de ce nombre Héring, Gross, Rau, Korsakoff, etc., partagèrent cette opinion et virent dans l'atténuation homœopathique soit une *spiritualisation*, soit une *vivification* du médicament, soit une sorte d'*infection* par celui-ci du véhicule, et, de proche en proche, jusqu'à l'organisme. D'autres, parmi lesquels Ægidi, Hartmann, Séguin, Mayer-Hoffer, ne crurent point à cette séparation de la matière d'avec la force, et ne virent dans l'atténuation qu'un moyen de rendre la matière plus divisée, plus pénétrante, et ainsi ses propriétés médicinales plus actives. Hahnemann avait partagé également cette seconde opinion avant d'avoir imaginé la théorie de la dynamisation; il considérait alors les doses homœopathiques comme *toujours matérielles* (1), et n'attribuait leur efficacité qu'à *une extension de surface de la substance* (2).

Nous trouvons dans ces deux opinions opposées les éléments de celle à laquelle nous pouvons aujourd'hui nous arrêter. Si nous considérons les substances qui, à l'état brut, ont au plus haut degré la force curative, et par contre la force pathogénétique presque nulle, nous reconnaissons que, dans une certaine limite, les effets bienfaisants, curatifs, y sont proportionnels à

(1) *Organon*, § 245.
(2) *Id.* § 250.

la quantité de substance absorbée par l'organisme. C'est pour cela que les eaux minérales que nous avons déjà citées, l'huile de foie de morue, le fer et une foule d'aliments médicamenteux, ont besoin d'être donnés à des doses assez considérables, si l'on veut en obtenir les effets salutaires qu'ils peuvent produire à l'état naturel; et c'est par cette raison que lorsque l'on veut, en homœopathie, employer ce que nous avons appelé l'action *curative absolue* des médicaments, on est obligé de les administrer à des doses comparativement très-fortes, telles que des gouttes de teintures mères, ou de basses atténuations, ou bien des grains de premières triturations.

Dans ces exemples, la force curative nous apparaît bien manifestement inhérente aux molécules du médicament, puisqu'elle se mesure sur le nombre de ces dernières, et qu'elle participe, en quelque sorte, de leurs caractères, intense comme leur masse, limitée comme leur surface, rapide, mais passagère comme leur absorption et leur expulsion par l'organisme. Et, si nous suivons les changements qu'elle subit à mesure que les molécules sont modifiées par les atténuations, nous reconnaissons que ces changements sont toujours parfaitement en rapport avec ceux qu'éprouvent les molécules : en même temps que celles-ci deviennent plus divisées, plus ténues, plus pénétrantes, plus stables dans l'organisme, elle devient elle aussi plus douce, plus diffuse, plus intime et plus durable.

A la vérité, les homœopathes qui nient la présence des molécules matérielles des médicaments dans les dilutions un peu élevées contesteront la valeur de cette seconde partie de notre démonstration. Mais par là ils n'auront point infirmé la première, et puis leur négation, tout hypothétique, ne se fonde ni sur l'observation, ni sur des déductions logiques bien rigoureuses. L'observation est précisément contre eux, car, sans parler des observations contestables de Séguin et de Rummel, qui croient avoir vu au microscope solaire des atomes médicamenteux jusque dans la 200e dilution de plusieurs médicaments, les recherches incontestables de Mayer-Hoffer (1) ont démontré la

(1) *Revue critique et rétrospective de la matière médicale homœopathique*, t. IV, p. 250. — *Hygea*, t. XVI, p. 17.

présence de molécules métalliques parfaitement distinctes dans la 5e dilution d'*or* en feuilles, dans la 8e de *fer*, la 10e de *mercure* et d'*or précipité*, la 12e de *platine*, de *cuivre*, d'*argent*, et la 14e dilution d'*étain*. Si l'imperfection de nos instruments ne permet pas encore de pousser plus loin cette démonstration par le sens de la vue, elle se trouve continuée par un autre sens, celui du goût, qui, dans plusieurs cas (dont nous avons fait mention dans le *Journal de la Société gallicane*, t. Ier, p. 697), a permis aux malades de reconnaître par leur saveur certains médicaments, tels que le *phosphore*, l'*émétique* et le *soufre* dans des dilutions même très-élevées. Or il n'est personne, nous le supposons, qui veuille prétendre que la saveur d'un corps puisse être indépendante de ses molécules, ni de leur action physiologique sur les nerfs du goût.

Qu'on n'oublie pas d'autre part l'expérience de Hahnemann dans laquelle, ayant dissous cinq centigrammes de *natrum* dans quinze grammes d'eau alcoolisée, et ayant secoué ce mélange pendant une demi-heure, il lui a trouvé, dit-il, la même énergie, c'est-à-dire, la même manière d'agir sur l'organisme qu'à la 30e dilution. Wahl a répété ce procédé en le confirmant, et s'est servi pendant longtemps de préparations homœopathiques dont les degrés d'atténuation étaient mesurés par lui sur le nombre des secousses qu'il leur avait imprimées. Dans ces préparations comme dans l'expérience de Hahnemann, il n'y a pas eu de dilutions successives capables d'anéantir la substance dans l'immensité du véhicule; il n'y a eu qu'attrition, division, atténuation des molécules, et ces modifications de la substance ont suffi pour produire un changement analogue dans les manifestations de la force curative ; nouvelle preuve du rapport qui lie celle-ci avec celle-là.

Les faits, et le raisonnement leur prête tout son appui, prouvent donc avec assez d'évidence que la force curative est inhérente aux molécules médicinales, et qu'elle en est une propriété aussi essentielle au point de vue physiologique que l'est la pesanteur au point de vue physique. Quant à sa nature, il n'est pas plus possible de la définir que celle de la pesanteur.

L'autre force, la force *pathogénétique*, quoiqu'elle accompagne les molécules, et semble tout d'abord leur être inhérente aussi bien que la force *curative*, puisqu'elle augmente ou diminue manifestement avec leur masse, n'en est point cependant inséparable, et n'en constitue pas une propriété essentielle. En effet, dans les dilutions homœopathiques, nous la voyons diminuer graduellement, disparaître presque complétement sans subir en aucune façon les modifications qui sont produites dans les molécules. Mais une preuve bien plus décisive est celle qu'on obtient en répétant l'expérience de Hahnemann avec le natrum, que nous citions tout à l'heure; que l'on prenne une certaine proportion de substance toxique non susceptible de s'altérer dans le véhicule; qu'on l'étende dans une quantité déterminée et invariable de ce véhicule, et qu'on soumette ce mélange à des secousses très-prolongées dans un flacon bien bouché, ou mieux à des triturations prolongées dans un mortier, puis que l'on expérimente le mélange sur des animaux après qu'il aura subi diverses séries de secousses ou de triturations, et l'on s'assurera que par le seul fait du frottement les propriétés toxiques se sont affaiblies d'autant plus qu'il aura été plus prolongé, plus énergique et fait avec une volonté plus persévérante. L'expérience faite à l'aide de triturations dans un mortier donne des résultats plus prompts ; ils sont beaucoup plus lents dans un flacon et par des secousses, ce qui peut tenir dans le premier cas à ce que des parcelles du poison se volatilisent et se perdent, ou que dans le flacon le frottement du liquide est moins intense que celui du sucre de lait dans le mortier. Quoi qu'il en soit, l'expérience faite avec un liquide dans un flacon étant la plus concluante est celle qu'il faut préférer.

Ce remarquable résultat de la diminution de la force toxique par le frottement ou le mouvement pouvait être pressenti déjà d'après le fait du *natrum* rapporté et mal défini par Hahnemann et d'après l'assertion de Wahl relativement à ses préparations; mais nous-même, désireux de nous éclairer directement sur ce point, nous avons entrepris les expériences dont nous venons d'indiquer le résultat. Elles ne nous laissent plus aucun doute; mais, commencées trop récemment, elles ne peuvent se prêter encore qu'à une conclusion générale, et ne sauraient vous être présentées en détail comme nous vous les présenterons plus tard, alors que nous les aurons suffisament répétées sous divers aspects et dans des conditions telles que la démonstration soit incontestable pour tous. Jusqu'à ce que nous ayons fourni cette démonstration, nous nous en tenons à l'énoncé de ce fait : *l'attrition et le frottement diminuent lentement, mais graduellement, la force pathogénétique des médicaments sans qu'il soit nécessaire pour cela d'aucune déperdition des molécules médicamenteuses*. Donc, s'il en est ainsi, la force pathogénétique n'est pas inséparable de ces molécules et n'en est pas une propriété essentielle comme la force *curative*.

Serait-ce abuser de l'induction que de conclure que cette force distincte et inséparable de la matière du médicament doit être un fluide que le frottement peut rendre libre comme il fait à l'égard des autres fluides, et que l'organisme peut, lui aussi, séparer et rejeter au dehors, tandis qu'il absorbe et conserve les molécules médicamenteuses avec leur force curative? Ainsi s'expliqueraient non-seulement tous les faits thérapeutiques dans leur généralité, mais en particulier ceux plus frappants et inexplicables jusqu'ici dans lesquels des doses énormes de substances énergiques, toxiques même, telles que le *tartre stibié*, l'*opium*, le *cuivre*, sont supportées par l'organisme sans qu'il éprouve d'autre effet que celui de leur action curative. Cette tolérance est loin d'être une exception. On peut même dire qu'elle existe plus ou moins dans toutes les maladies aiguës, à cela près de quelques cas individuels. C'est cette tolérance qui rend beaucoup moins souvent nuisible que ne le pensent généralement les homœopathes l'emploi des médicaments à doses massives ou médiocrement atténuées. Dans les conditions où le placent les maladies aiguës, l'organisme, nous le répétons, sépare immédiatement la force pathogénétique, la rejette, et n'absorbe que la force curative ; et, comme cette dernière force, ainsi que nous l'avons établi déjà, est plus intense dans ses effets et plus *absolue* dans les médicaments à doses plus ou moins massives, c'est pour cela que ces doses ont été généralement reconnues alors plus efficaces que les atténuations élevées.

Qu'il nous soit permis, en terminant, de nous résumer, messieurs, par quelques propositions qui réunissent sommairement les diverses conclusions auxquelles nous sommes arrivés dans cet exposé.

Il se passe, dans l'atténuation des médicaments par les procédés de l'homœopathie, un double phénomène qui, pour n'avoir pas été considéré dans son ensemble, mais sous chacun de ses aspects séparément, a donné lieu à deux opinions qui sont en apparence inconciliables, quoiqu'elles soient toutes deux également fondées en réalité.

Au lieu de supposer, comme on l'a fait, qu'il n'y a dans les médicaments qu'une force qui diffère seulement dans ses effets, l'analyse nous conduit à admettre deux forces, l'une pathogénétique, l'autre curative.

Ces deux forces sont distinctes, quoique toujours réunies.

Elles ne sont pas égales et réciproques, mais souvent inégales, parfois même inverses.

Dans les substances brutes, ou dans les basses atténuations, ces deux forces ont chacune une action absolue ou presque absolue sur l'organisme. Dans les atténuations homœopathiques elles n'ont toutes deux qu'une action relative à la sensibilité du sujet.

La force curative est inhérente aux molécules médicamenteuses ; elle en est une propriété essentielle, et se modifie comme celles-ci suivant leur masse ou leur division, leur volume ou leur ténuité.

La force pathogénétique, au contraire, bien qu'elle ne puisse se manifester que par les molécules médicinales, ne leur est pas cependant essentielle. Elle peut s'en séparer, et s'en sépare de plus en plus par l'atténuation qui résulte des dilutions successives, ou simplement d'un frottement prolongé dans une quantité déterminée de véhicule sans dilutions ultérieures.

L'effet des atténuations homœopathiques est donc de rendre ces deux forces de plus en plus *relatives* dans leur action sur l'organisme, en affaiblissant purement et simplement la force *pathogénétique*, et en modifiant la force *curative* dans un sens dont la thérapeutique peut tirer un immense parti.

La force *pathogénétique* paraît être un fluide que l'organisme sépare et rejette, lorsqu'il absorbe les médicaments qui sont appropriés à son état pathologique. Cette élimination explique tous les phénomènes de tolérance, à quelque degré que ce soit, et ceux en particulier qu'on ne peut autrement concilier avec la présence dans l'organisme de masses considérables de substances médicamenteuses actives.

Cette élimination que subit la force pathogénétique, et, d'autre part, le caractère *absolu* de la force curative dans les médicaments bruts ou faiblement atténués, justifient et même recommandent l'emploi des doses plus ou moins massives dans la plupart des maladies aiguës; tandis que l'affaiblissement réel de la force pathogénétique dans les atténuations élevées, et, au contraire, le développement particulier qu'y acquiert la force curative, justifient et recommandent l'emploi de ces atténuations dans les maladies chroniques et dans les diverses affections où l'individualité des caractères pathologiques réclame des vertus curatives spéciales et toutes relatives.

Enfin, et c'est notre dernière conclusion, le frottement ayant pour effet de séparer, de rendre libre la force pathogénétique et de développer dans le sens que nous avons précisé l'efficacité de la force curative, le frottement doit être considéré comme l'agent essentiel dans les préparations homœopathiques, et les masses de véhicule employées ne doivent être considérées que comme un moyen secondaire, dont le rôle est seulement de favoriser l'atténuation. D'où l'on peut tirer la conséquence qu'il y aurait à cet égard des modifications assez importantes à introduire dans le mode de préparation que nous avons suivi jusqu'à ce jour.

PARIS. — IMP. SIMON RAÇON ET COMP., 1, RUE D'ERFURTH.

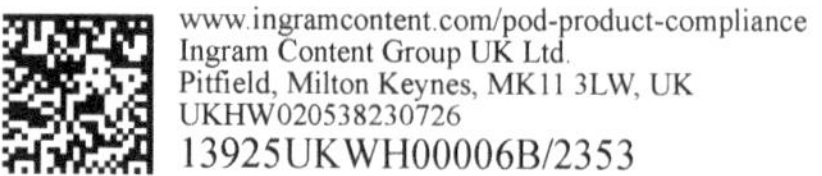
www.ingramcontent.com/pod-product-compliance
Ingram Content Group UK Ltd.
Pitfield, Milton Keynes, MK11 3LW, UK
UKHW020538230726
13925UKWH00006B/2353

9 782014 059250